L'ANGE VISIBLE

Drame en trois actes

Du Docteur J.-P. DE LOSTALOT-BACHOUÉ,

de VIALER (Basses-Pyrénées)

Médecin à Pau,

Destiné à prouver que le matérialisme est faux et nuisible en tous points, et que la femme est faite pour en préserver les nations.

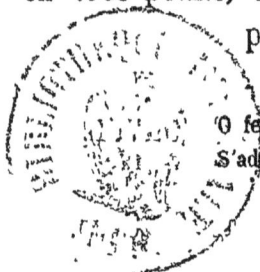

———

'O femme! je te bénis, parce que ton cri d'amour
S'adresse plutôt à Dieu qu'à la matière.

(L'Auteur.)

———

BROCHURE IN-8° — PRIX : 50 *Centimes.*

———

15 Mai 1868.

———

C.

A PAU, chez l'Auteur et les principaux libraires.

Imprimerie de Mme Vve Tonnet, *place des Écoles* (Cirque).

Personnages:

Veuve JUSTINIA d'ORVUL, propriétaire du château et de la forêt du Gerp, âgée de 50 ans.

OLLY, sa fille, âgée de 14 ans.

ALCALI, bandit, âgé de 25 ans, déguisé en femme, et servant comme cuisinière, Mme et Mlle d'ORVUL, sous le faux prénom d'HIRMA.

La scène se passe au château du Gerp.

Ce drame peut être représenté aussi facilement dans les salons et les écoles que dans les théâtres.

L'ANGE VISIBLE,

DRAME EN TROIS ACTES.

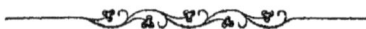

PREMIER ACTE.

JUSTINIA ET OLLY.

A la levée du rideau, Justinia et Olly, assises près d'une table, sur le canapé de leur salon, cousent des tabliers, tout en parlant, pour les filles pauvres des environs.

JUSTINIA, (d'un air triste): Pourtant, comme le temps nous emporte vite vers l'éternité ! Voilà déjà six mois que notre regrettable ami est mort.

OLLY: Je me le rappellerai toujours. Ce fut le six mai à deux heures du matin, pendant un orage terrible et pendant une de tes crises d'asthme. Tu étouffais au salon près de Sophie, pendant que mon pauvre père expirait entre mes bras dans sa chambre, et pendant qu'un éclair montrait à son âme pieuse le chemin du ciel. —

JUSTINIA : Nuit cruelle ! Je n'avais jamais autant souffert.

OLLY : Nuit effrayante, puisqu'elle faillit m'enlever à la fois mon père et ma mère . — Pauvre chéri ! Il mourut en me recommandant de l'aimer toujours et de te bien soigner, et tout en me donnant sa croix.... Prends-là, me dit-il. Elle me vient d'un saint hermite et elle a été bénie par notre dame de Lourdes, de Bétharram et de Sarrance. Si tu la portes contre ton cœur, elle te préservera de tout malheur. — Puisse-t-elle guider ta vie comme elle a guidé la mienne !

JUSTINIA : Et dire qu'il a cessé de vivre sans que j'aie pu entendre ses dernières paroles. —

OLLY : Je serais maintenant orpheline , chère maman , si mes sanglots t'avaient avertie trop tôt. — Ne fallait-il pas attendre que ta erise fût passée , avant de te dire que ton bon Charles n'était plus?

JUSTINIA : Pauvre enfant, comme tu devais souffrir, entre ton père mort et ta mère mourante !

OLLY : Sans la croix que je venais de recevoir, je pense bien que je serais morte aussi. — Mais ce précieux talisman donne une telle force à l'âme que j'ai fini par me résigner. —

JUSTINIA : Ce que je ne conçois pas c'est que tu aies le courage de coucher si vite dans le lit où il a rendu son âme....

OLLY : Est-ce qu'un père qui aimait sa fille avant de mourir, est capable de reparaître après sa mort pour lui faire du mal ?.. Ah ! plût à Dieu que son âme vint chaque nuit se dresser devant moi pour me dire : Je te bénis au ciel comme je te bénissais sur la terre. —

JUSTINIA : Mort implacable devais-tu me ravir un tel époux !

OLLY : N'accuse pas la mort, chère maman ; tu sais mieux que moi que c'est la messagère de l'Éternel. — Tu sais mieux que moi qu'elle n'est venue chercher mon père que pour le conduire au séjour des justes. —

JUSTINIA : C'est vrai, que Dieu me pardonne !

OLLY, (après un court silence) : Comme il était aimé et que de monde en pleurs à son enterrement !

JUSTINIA : Qui n'aime et ne regrette les riches qui, comme ton père, consacrent leur fortune plutôt à nourrir les pauvres, soulager les malades, aider les endettés, instruire les ignorants, corriger les criminels et restaurer les chaumières et les mansardes, qu'à acheter des objets frivoles dont on peut se passer? la charité simple et modeste, qui se fait au nom de Dieu, plaît à tout le monde, vois-tu, parce que tout le monde en a besoin. — Si tous les individus étaient plutôt avares et égoïstes que charitables, et plutôt voleurs et impies que probes et religieux, est-ce que la race humaine pourrait vivre en société?

OLLY : Que nous agissons donc sagement en continuant sa sainte mission! De cette manière, si nous l'avons perdu sur la terre, nous sommes au moins certaines de le retrouver au ciel.

JUSTINIA : Que deviendrai-je sans ce doux espoir, Grand Dieu !

OLLY : Avec quel soin il m'instruisait chaque jour, tout en me conduisant dans les mansardes et dans les chaumières !—

JUSTINIA : C'est qu'il avait vu que les ignorants font mal tout ce qu'ils font ; c'est que l'expérience lui avait prouvé que la vraie science est aussi nécessaire à la femme qu'à l'homme ; c'est qu'avant de quitter la terre il voulait te léguer la foi divine qui le rendait heureux. —

OLLY : Il me disait : Dieu, ma fille, a créé la femme pour être son ange visible sur la terre et pour habituer les enfants à être constamment plutôt bons que méchants et plutôt vertueux que criminels. — Voilà pourquoi sa parole est si sympathique et si entraînante et son regard si tendre et si persuasif; pourquoi sa voix adoucit tous les chants et tous les bruits de la nature; pourquoi son devoir est d'être toujours aussi propre et aussi bien vêtue que les fleurs, les oiseaux et les coquillages; et pourquoi elle est tenue de se bien instruire elle-même, pour pouvoir bien instruire les autres.

JUSTINIA : N'oublie pas surtout le credo scientifique qu'il avait composé pour te préserver de la peste morale qu'engendre et que propage le funeste système appelé : MATÉRIALISME.

OLLY : Pour te prouver, chère maman, que je ne l'oublie pas, je suis prête à te le réciter par cœur si tu le désires.

JUSTINIA : Parle, parle, car on ne saurait entendre assez souvent de telles paroles. —

OLLY : Je crois que le matérialisme est radicalement faux parce que l'espace est plutôt rempli par une foule de matières différentes que par une seule matière, parce que les êtres vivants sont plutôt des corps composés et surcomposés que des corps simples ; et parce que la nature a pour loi qu'un grand nombre d'êtres différents ne peuvent jamais marcher vers un même but calculé et prévu qu'a la condition d'être commandés, ralliés et guidés par un agent extérieur.

JUSTINIA : C'est irréfutable parce que c'est visible. —

OLLY : Je crois donc que sans un Dieu tout-puissant et universel, il serait physiquement impossible que les milliards d'astres et d'atômes différents qui existent, pussent *s'entendre, se compren-*

dre et *se mettre d'accord* pour produire et pour entretenir l'ordre de la nature et l'ordre de la vie, et pour faire, défaire et refaire tour à tour et en temps opportun, les divers hommes, les divers animaux et les diverses plantes, et pour disposer les solides, les liquides et les gaz de la terre de manière à ce que ces divers êtres puissent y vivre et s'y renouveler.

JUSTINIA : Espérons que tous les professeurs et tous les élèves, finiront par comprendre cette vérité fondamentale de toutes les sciences et de tous les arts, et par voir qu'il y a trop de matières en jeu pour que, sans un guide divin, elles pussent réaliser leurs nombreuses et compliquées associations. Espérons qu'ils finiront par comprendre que les êtres vivants ne pourraient se passer d'un Dieu surnaturel qu'autant que leur substance serait éternelle, simple, indivisible, et incorruptible ; que sans un Dieu ces êtres passagers n'auraient aucun intérêt à s'imposer eux-mêmes la loi qui les fait vieillir, souffrir et mourir; et que les mots : sort, hasard, néant, fatalité, force d'attraction, force d'affinité, force de capillarité, force de répulsion, prévoyance de la nature, ne sont en réalité que des abstractions qui ont l'air de tout expliquer, pour ne rien expliquer, que de vains mots transformés par erreur en causes motrices.

OLLY : Si Dieu n'existait pas, je crois donc que les matières appellées oxigène, hydrogène, carbone, azote, phosphore, électricité, calorique etc., ne pourraient s'associer, de manière à faire nos humeurs, nos vaisseaux et nos organes, qu'à la condition d'être matériellement capables d'avoir une même idée, un même désir, une même intelligence, une même prévoyance et une même puissance.

JUSTINIA : Or, si ces matières avaient ces qualités, qui peut croire qu'elle voudraient nous rendre si souvent plutôt fous que lucides et plutôt criminels que vertueux ? — qui peut croire qu'elles ne voudraient composer les êtres vivants que pour les rendre victimes les uns des autres ?

OLLY : Si Dieu n'existait pas, je crois donc que la nature ne contiendrait que des êtres immuables, immortels, simples, et indivisibles, que des êtres incapables d'avoir un commencement et une fin, de se reproduire, de perpétuer leurs races et de se perfectionner.

JUSTINIA : Sans un Dieu, quel est donc l'être naturel qui pourrait maintenir l'équilibre entre les naissances et les décès, la chaleur et le froid, la sécheresse et l'humidité, les solides, les liquides, les gaz, et les fluides impondérables ? sans un Dieu qui pourrait donc engager l'herbe a pousser pour se faire brouter, l'arbre pour se faire hâcher et brûler, l'animal domestique à rester près de son maître pour se faire rotir et manger ? sans un Dieu qui pourrait donc forcer les céréales et les arbres fruitiers de faire venir des grains et des fruits non seulement pour se reproduire, mais aussi pour nourrir l'homme et les animaux ? sans un Dieu qui pourrait donc mettre d'accord l'œil et la lumiére, l'air et le poumon, les aliments et les organes digestifs, le nez et les odeurs, les oreilles et les divers sons ? N'est-ce donc pas créer une fausse science que d'affirmer que les phénomènes calculés et prévus de la nature et de la vie peuvent être le résultat d'un travail matériel spontané ?

Logiquement parlant, est-ce que sans un Dieu et sans une àme, l'oxigène, l'hidrogène, le carbone, l'azote, le phosphore, l'électricité, le calorique etc., qui composent notre corps, pourraient à tout instant changer de propriétés de manière à s'instruire, oublier, se souvenir, rire, pleurer, être tour à tour bons, méchants, doux, colères, pieux, impies ? Est-ce que des matières qui font tant de choses opposées ne sont pas réellement des matières sans volonté, des matières conduites par une puissance étrangère, libre et toute puissante ? quel est donc le savant qui ose affirmer que la religion et la morale ne peuvent pas marcher à côté de la vraie science, à côté de la chimie, de la physique de la géologie, de la médecine et de de la physiologie bien interprêtées? Si l'humanité devenait folle au point de ne plus craindre et reconnaître le Dieu qui l'a créée et qui l'entretient, est-ce qu'il n'y aurait pas dans son sein plus de malfaiteurs que d'honnêtes gens ? Or, est-ce qu'elle pourrait ainsi continuer à vivre en société ? si les matérialistes dînent paisiblement à côté des malfaiteurs, n'est-ce pas parce qu'ils sont protégés par les lois que font précisément les hommes religieux qu'ils traitent d'imbéciles, de superstitieux et de faibles d'esprit ? est-ce que le médecin qui dirait aux malades : courage, votre corps est fait pour nourrir des vers et pour servir d'engrais aux plantes, serait plus utile et plus consolant que celui qui leur dirait: pa-

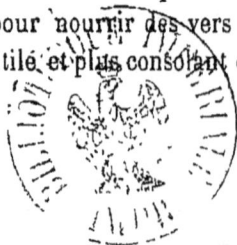

tience et résignation, puisque vous n'allez mourir que pour rendre à Dieu l'âme impérissable qu'il vous avait prêtée en vous donnant la vie ? Ah ! ma fille ne quitte jamais le chemin religieux et charitable de ton père et de ta mère — c'est réellement le bon chemin.

OLLY : Je crois que sans une âme, les mille matières différentes qui composent le corps seraient incapables de s'entendre de se comprendre et de se mettre d'accord pour éprouver instantanément les mêmes sensations, pour réaliser les mêmes mouvements et pour pratiquer plutôt le bien que le mal ou le mal plutôt que le bien. —

JUSTINIA : En effet, sans cette âme comment faudrait-il que chaque sensation pût passer de l'oxigène à l'hydrogène, de l'hydrogène au carbone, à l'azote, au phosphore, au fluide galvanique, aux humeurs, aux vaisseaux, aux organes ? chaque atôme cérébral étant formé par une foule d'éléments différents, comment veut-on que ces éléments, sans une âme, puissent avoir une même pensée et commander une même action ? est-ce que notre corps n'est pas le piano de notre âme ? est-ce que nos organes ne sont pas les touches, les cordes et les marteaux de ce piano ? est-ce que de même qu'un pianiste ne peut bien exprimer ses idées qu'au moyen d'un piano en bon état, de même notre corps ne peut faire bien connaître les volitions de notre âme que lorsque notre matière continue a pouvoir bien circuler et se renouveler ? Si l'homme vivant n'était qu'un bloc de matière, est-ce qu'on pourrait mieux l'instruire qu'un bloc de marbre ?

Est-ce que sans une âme, nos matières pourraient dormir et se réveiller, jouir et souffrir, prier et menacer ?

Si notre corps était un corps sans âme est-ce qu'il pourrait sauter spontanément et dompter la force de pondération des matières qui le composent ? Si la force d'attraction ou d'affinité des éléments matériels pouvait composer les êtres vivants, est-ce que ces êtres pourraient se dissoudre une fois formés ? Si les éléments matériels avaient eu de tout temps les forces motrices que la fausse science leur attribue, est-ce que notre globe eût jamais pu être entièrement fluide ou gazeux, avant d'avoir une croûte solide ? que je me trouve heureuse, ma fille, de pouvoir comprendre que la chimie, la physique, la géologie et la médecine bien conçues prouvent aussi bien l'existance de Dieu et de l'âme et toutes les vérités religieuses que la métaphysique.—

OLLY : Je crois que l'existence d'une puissance infernale est aussi certaine que l'existence d'une puissance divine, par la raison que le stimulant extérieur qui nous engage à mal agir, ne saurait être le même que le stimulant extérieur qui nous fait réaliser les bonnes actions —

JUSTINIA : Or, la vraie physiologie prouve que notre vie ne s'entretient qu'au moyen des stimulants extérieurs qui nous impressionnent.

OLLY : Je crois que par cela même que nous pouvons pratiquer à volonté plutôt le bien que le mal ou le mal plutôt que le bien, par cela même nous sommes réellement responsables de nos actions et passibles d'un jugement divin final. Et voilà, chère maman.

JUSTINIA : Est-ce que l'homme aurait l'aptitude naturelle à chercher Dieu et à invoquer Dieu, s'il ne devait pas être finalement jugé par un Dieu ? Est-ce que l'idée d'un néant éternel ne paralyse pas l'élan de tous nos besoins naturels ? est-ce que nous n'aurions pas les mêmes organes, le même plan d'organisation et les mêmes facultés morales que l'animal, si nous devions finir comme l'animal ? est-ce donc pour rien que nous sommes tenus d'acquérir plutôt le mérite de bien agir que de mal agir ? est-ce donc pour se moquer de nous que notre gouverneur général, quel qu'il soit, nous donne à nous seuls l'idée de le comprendre et de l'adorer ?

Prenons donc courage ma fille. Je crois, comme ton père, que la femme es destinée à préserver l'humanité de l'athéisme et du matérialisme, parce qu'elle aura toujours l'idée tendre et lucide de consacrer son enfant, son époux et ses amis plutôt à un Dieu qu'au néant. Embrasse-moi, je vois avec plaisir que tu as du cœur et de la mémoire. Tiens, voici la clef de mon argent, tu y prendras, demain, trois mille francs pour les aller distribuer, avec Hirma, aux pauvres des villages qui nous entourent, pendant que de mon côté, je vais me rendre à la hâte au tribunal de notre chef-lieu, pour tâcher d'y sauver l'asile de notre malheureux voisin, menacé d'expropriation.

OLLY (tout en embrassant sa mère et tout en posant sa toile): donne, chère maman, et pratiquons toujours ensemble la charité qui entretien l'amour de Dieu et du prochain. — Oui, soulageons sans cesse le pauvre et l'ouvrier, ces êtres précieux qui entretiennent le commerce et l'agriculture et qui réalisent tous les travaux pénibles nécessaires au cours de la vie. Seulement reviens au plus vite, car tu sais combien je m'ennuie loin de toi. —

JUSTINIA : Compte sur moi demain, si je ne puis pas rentrer ce soir. — Va dire à Victor de se tenir prêt à me conduire, à Sophie, ma femme de chambre, à m'accompagner et à Hirma de me faire déjeûner.

OLLY : Oui, maman — puis elle sort, puis JUSTINIA plie et met en ordre les petits tabliers cousus — puis elle se dirige aussi vers la salle à manger, puis la toile tombe. —

Fin du premier acte.

SECOND ACTE.

OLLY et HIRMA.

A la levée du rideau, Hirma d'abord seule et assise près d'une table au salon, s'occupe à coudre les petits sacs en toile qui doivent renfermer les trois mille francs que madame Dorvul, sa maîtresse a laissés pour les pauvres, et elle dit ce qui suit tout en réalisant ce travail : Que je suis donc heureux d'avoir une voix flûtée, une figure sans barbe, des cheveux blonds et des yeux d'azur !..... Grâce à cette faveur de la matière, j'ai pu me déguiser en femme, me donner le beau prénom d'Hirma et me placer dans ce riche château comme cuisinière. —

Que je suis donc heureux aussi d'avoir longuement étudié les livres qui nient l'existence de Dieu, de l'âme, de satan, du paradis et de l'enfer ! Grâce à la sublime philosophie que j'y ai puisée, je puis mentir, voler, tuer et incendier sans autre crainte que celle des juges, des gendarmes et des bourreaux —

Aussi, avec quelle douce émotion je vais enterrer les trois mille francs qu'Olly est chargée de distribuer aux pauvres, après l'avoir enterrée elle-même dans le caveau secret que j'ai creusé dans sa forêt ! — Cruelle nécessité, j'en conviens, car cette enfant est belle, douce et tendre. Mais ne faut-il pas que je la tue pour ne pas être tué moi-même ? Ne faut-il pas que je paralyse sa langue pour que les juges d'instruction ignorent mon vol et ne conçoivent pas l'idée que mon précédent maître le chimiste, a été plutôt empoisonné par ma main que par les vapeurs de son alambic ?

Pourquoi aussi les honnêtes gens cherchent-ils à emprisonner les voleurs, comme si les voleurs peuvent respirer sans air et y voir clair sans lumière !.....

Sa pauvre mère seule m'inquiète — Il me semble déjà la voir devenir folle à force de gémir et de chercher partout sa fille chérie sans pouvoir la trouver — Il me semble déjà la voir se dresser devant moi comme un revenant furieux, pour me dire : Qu'as-tu fait de mon enfant ?.....

Heureusement que je pourrai lui répondre qu'Olly a voulu partir seule avant l'aurore pour faire elle-même ses aumônes lointaines et qu'elle n'est pas encore rentrée. . . . .

Heureusement que je pourrai lui dire qu'elle m'a commandé de rester au château pour y secourir, pendant son absence, les affamés qui s'y présenteraient.

Heureusement que je sais simuler le chagrin et l'innocence et que je pourrai pleurer tout en aidant à la chercher. . . .

A moi donc loups, vers, insectes, corbeaux, et hibous ! accourez tous, je vais vous offrir un nouveau cadavre !

Est-ce que le tout matériel, dont nous ne sommes que les parties, n'engendre pas aussi bien des hommes pour le crime — que des hommes pour la vertu ?

Est-ce que le chat se repent et demande pardon aux prétendus esprits célestes, quand il immole les souris ? Est-ce que l'aigle se laisse attendrir par les cris des fauvettes qu'il dévore ? Est-ce que chaque être vivant n'est pas forcé de subir la loi de la matière qui le pousse et de la matière qui l'entraîne ?

Courage donc Alcali et deviens un redoutable bandit ! Courage donc, puisque le matérialisme prouve qu'après la mort les malfaiteurs se trouvent aussi mollement couchés dans le néant que les honnêtes gens !..... Mais chût, voilà l'innocent papillon qui vient se brûler à la flamme de ma bougie. Chût, voilà la riche maîtresse qui vient coudre près de la servante qui va l'exterminer — cousons donc et jasons paisiblement jusqu'à honze heures, sans qu'elle puisse se douter que ma corde va l'endormir pour toujours avant minuit.

Qui pourra entendre son dernier râle, puisque le château est désert, puisque sa mère est partie avec son cocher et sa femme de chambre, puisque.... Puis elle est interrompue par l'arrivée d'OLLY, qui vient s'asseoir près d'elle pour l'aider a terminer les petits sacs —. Puis elle ouvre la conversation en disant ce qui suit :

Qu'avez-vous donc fait si longtemps à votre chambre, mademoiselle? Savez-vous bien qu'il est déjà dix heures ?

OLLY : Ne fallait-il pas compter l'argent des pauvres et le tenir prêt à être renfermé dans ces sacs pour que, demain, guidée par moi, vous puissiez le porter plus commodement de chaumière en chaumière ? Ne fallait-il pas aussi que j'embrasse le portrait de mon père et que je prie le bon Dieu de vouloir bien accorder un heureux voyage à ma mère ?

HIRMA : Je ne m'étonne pas si vous paraissez si triste.

OLLY : Est-ce qu'une fille peut être gaie loin de sa mère ?

HIRMA : Vous savez pourtant bien qu'elle doit rentrer demain.

OLLY : Dieu seul sait si les amis qui se séparent pourront jamais se revoir.

HIRMA : Vous êtes capable, vraiment, de passer la nuit sans sommeil, faute d'être embrassée par elle avant de vous coucher.

OLLY : Quoi de plus doux et de plus précieux pour une fille que les baisers de sa mère.

HIRMA : Vous l'aimez donc bien ?

OLLY : Comment ne l'aimerai-je pas, elle qui passe sa vie à me montrer le chemin qui conduit à Dieu et au bonheur; elle qui a si bien soigné mon père et qui se fait bénir partout à force d'être pieuse et charitable.

HIRMA : Elle est bien heureuse, ma foi, d'avoir une fille qui pense toujours à elle. . .

OLLY : Malheur aux enfants ingrats ! Leur poids sera lourd dans la balance de l'Éternel — qui doit-on aimer, après Dieu, si ce n'est des parents et les amis qui vous apprennent à bien vivre ?

HIRMA : Mais qui donc vous a déjà si bien instruite ?

OLLY : Ma mère, mon père, mon confesseur, les livres religieux, les livres d'higiène, ma pensée. Quoi de plus utile et de plus nécessaire qu'une bonne éducation et qu'une bonne science ? Or, est-ce qu'il ne suffit pas d'étudier les lois de la nature pour voir que la race humaine ne peut être en équilibre qu'à la condition de bien pratiquer la religion et la morale ? Est-ce que nos organes ne nous disent pas eux-mêmes, pendant la vie, ce qui les conserve et ce qui les détruit ? . Et vous Hirma, vous n'aimez donc pas votre mère puisque vous n'en parlez jamais ?

HIRMA : Pour pouvoir en parler il faudrait l'avoir connue — faut-il donc vous dire qu'un vert gazon fût mon premier lange, une pierre, mon premier oreiller et un arbre mon premier rideau ? Faut-il donc vous dire aussi qu'un savant chimiste me trouva dans ce berceau de la nature, tout en cherchant des limaçons et qu'il m'éleva chez lui pour me faire laver ses creusets et pour souffler ses fournaux ?

OLLY : Heureuse au moins qu'il vous ait aperçue, car sans lui vous auriez infailliblement péri sous votre arbre. Heureuse surtout si tout en vous enseignant la chimie et la physique, il a remplacé votre père et votre mère pour faire naître en vous la foi en Dieu.....

HIRMA : Ah! bien oui, la foi en Dieu, il ne l'avait pas lui-même. Il croyait au contraire que la matière fait d'elle-même tout ce qu'elle exprime, et que les cultes ne sont que de vaines superstitions. Vous seriez effrayée si vous étiez forcée de compter tous les boisseaux de charbon que nous avons brûlés en dix huit ans pour tâcher de composer de nouveaux hommes, de nouvelles femmes, de nouveaux animaux et de nouvelles plantes qui vaillent mieux et qui durent plus longtemps que ceux qui rongent actuellement la croûte de notre globe — Il ne cherchait même des limaçons, quand il me trouva derrière un buisson, que dans le but de les transformer en animaux d'une autre espèce. Mais il parait que les éléments matériels ont perdu leurs premières recettes créatrices, puisque nous ne sommes parvenus qu'à composer des oxides, des acides, des sels et des alliages métalliques, qu'à changer la couleur de certains jus végétaux et qu'à décomposer les êtres vivants sans pouvoir les refaire. Mais il espère réussir au moyen de quelque nouvel appareil électrique — Il était tellement persuadé que la chimie est aussi bien la mère de l'homme que la mère des animaux, des plantes et du globe terrestre, qu'il m'appela Alcali, aussitôt qu'il m'eût installée chez lui.

OLLY : Juste ciel, ce qu'il faut entendre! Mon père ne se trompait donc pas quand il affirmait qu'il existe des savants qui cherchent à prouver que la chimie fait d'elle même tout ce qui se passe dans la nature, et que Dieu, l'âme, satan, le paradis et l'enfer ne sont que des mots — mais ne les croyez pas, chère Hirma, car leur doctrine est précisement démentie par la matière même sur laqelle ils appuient leurs faux raisonnements, car les associations matérielles, calculées et prévues qui réalisent chaque acte de notre vie, seraient impossibles sans l'action d'un Dieu et d'une âme. —

HIRMA : Que voulez-vous, ils aiment mieux l'idée de n'être rien après leur mort, que l'idée d'aller bouillir éternellement dans la marmitte d'un démon. Cette longue cuisson les contrarie. —

OLLY : Oui, mais les malfaiteurs incorrigibles subiront seuls cette dure punition.

HIRMA (tout bas) : Merci bien. —

OLLY : Mais les pêcheurs repentants et convertis jouiront au contraire d'un bonheur sans fin. Est-ce que chacun n'est pas libre de bien agir ou de mal agir et de gagner le Paradis et d'éviter l'Enfer ? Est-ce que la pratique du mal est nécessaire au cours normal de la vie ? N'est-il pas évident que l'auteur de la nature ne nous donne la tendance au mal qu'afin de nous mettre à même d'acquérir le mérite volontaire de pratiquer plutôt le bien que le mal et qu'afin de pouvoir nous juger, nous punir ou nous récompenser ?

HIRMA ; Reste à savoir si tous les hommes ont une volonté capable de résister aux mauvais penchants qui les entraînent ?

OLLY : Puisque tout homme doué de raison peut reculer et changer de direction en face d'un précipice qui arrête ses pas, pourquoi voulez-vous qu'il ne puisse pas en faire autant en face de toutes les mauvaises pensées ? Est-ce qu'il y a en nous aucun besoin naturel qui nous force d'être plutôt méchants, coleres, avares, menteurs, vindicatifs et criminels, que bons, doux, patients, cléments, charitables, sincères, probes et vertueux ? La religion ne voulant que le bonheur de tous les individus, sans vouloir le malheur d'aucun, quel intérêt aurait la société humaine à la remplacer par le matérialisme ? N'est-il pas évident que les nations auraient plus d'aliénés qne d'hommes lucides, et plus de malfaiteurs que d'honnêtes gens, si ce funeste changement venait à se réaliser ? Sans la foi en Dieu qui aurait confiance au serment des témoins et au jugement prononcé par les organes de la justice ? Sans la foi en Dieu que deviendrait la probité nécessaire au commerce ? Sans la foi en Dieu, quel est l'ouvrier qui travaillerait consciencieusement loin de son maître ? Sans la foi en Dieu, quel est l'homme de bons sens qui pourrait bien vivre et bien mourir ? Est-ce que la perte de cette foi indispensable n'aggraverait pas le cours de toutes les maladies ? Est-ce que l'idée de n'avoir vécu et souffert que pour faire pousser des herbes, serait plus calmante et plus rassurante que l'idée d'aller adorer éternellement un Dieu ? N'est-ce pas faute d'une éducation convenable que certaines peuplades vivent sans culte, comme les animaux ? Pourquoi rêver qu'un singe nous a mis au monde, puisqu'il a fallu un Dieu aussi bien pour créer le singe que pour créer l'homme ?

Si les chefs politiques renonçaient à la religion pour adopter le matérialisme, est-ce qu'ils voudraient braver les épidémies et les inondations pour soulager et consoler leurs sujets désolés ? Tous les bons sentiments de l'homme ne seraient-ils donc pas neutralisés par ce dangereux système ?

N'est-ce donc pas un crime individuel, un crime social et un crime médical que de vouloir au moyen d'une fausse science et d'une fausse médecine, priver les malades et les désespérés, de la consolation et de l'amélioration que procurent le repentir, la prière, la confession et la communion ?

Est-ce que le cris : *chiendent, attend-nous*! pourrait mieux rétablir notre équilibre et nous faire mieux marcher vers la liberté et vers le progrès que le cris : *Dieu, sauve-nous.*

HIRMA (tout en regardant la pendule) : Assez, assez, de grâce! Vous ne voyez donc pas qu'il est onze heures et qu'il est temps de nous coucher ? (puis, tout bas) : chat noir, que de litanies !

OLLY : Est-ce que c'est dans un lit qu'une fille bien née doit attendre le retour de sa mère ? Est-ce qu'elle ne doit pas être toujours prête à voler dans ses bras aussitôt que sa voix se fait entendre?

HIRMA : Dormons au moins sur nos fauteuils si vous ne voulez pas que nous passions la nuit dans nos lits comme de coutume.

OLLY : Sur nos fauteuils, je le veux bien, d'autant plus que nos sacs sont prêts.

Puis elles posent leurs aiguilles, leurs ciseaux, leurs dés et ces sacs sur la table, puis Olly embrasse sa croix, puis elles se renversent sur leurs fauteuils pour y chercher le sommeil.

Fin du second acte.

TROISIÈME ACTE.

OLLY, HIRMA, UN SPECTRE.

A la levée du rideau Olly dort sur son fauteuil et Alcali fait semblant de dormir sur le sien — Puis il se soulève d'un air sinistre, tire une corde de sa poche, la dispose en nœud coulant et dit : enfin, l'heureux moment est arrivé! hâtons-nous d'en finir et de mettre l'or et l'argent dans les sacs plutôt pour moi que pour les pauvres — En avant donc Alcali et obéis au commandement de ta matière ! Puis, il s'approche d'Olly, dans le but de lui passer le nœud coulant autour du cou, puis un spectre noir se montre derrière le fauteuil d'Olly et saisit le bras de l'assassin en lui disant : La femme charitable est l'ange visible de Dieu, sur la terre. Malheur à toi d'avoir voulu l'immoler pour t'emparer de l'argent des pauvres — Meurs donc, et va te convaincre que la religion est vraie et que le matérialisme est faux — Puis le spectre disparaît, pendant que le bandit tombe sans vie aux pieds d'Olly endormie.

Fin du troisième et dernier acte.

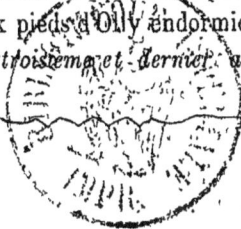

Pau, imprimerie de Mme Vve Tonnet.

www.ingramcontent.com/pod-product-compliance
Lightning Source LLC
Chambersburg PA
CBHW050450210326
41520CB00019B/6146